Dʳ Georges GOUJON

Ex-Préparateur à la Faculté
Ex-Interne des Hôpitaux de Saint-Etienne

De la Hernie

par

Glissement de l'Iléon

LYON
IMP. RÉUNIES

DE LA HERNIE

PAR

GLISSEMENT DE L'ILÉON

DE

LA HERNIE

PAR

GLISSEMENT DE L'ILÉON

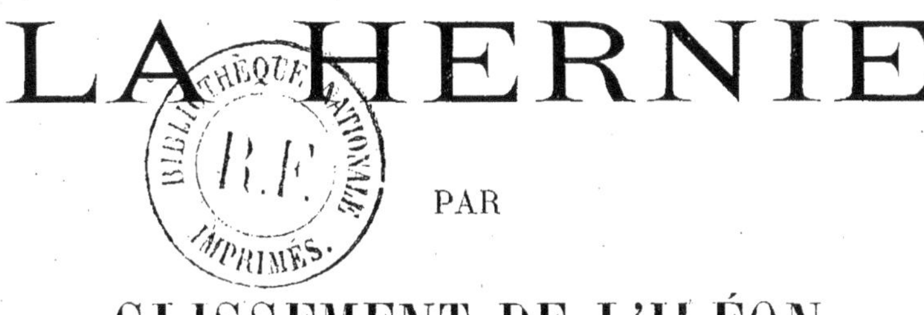

PAR

Le Dr Georges GOUJON

EX-PRÉPARATEUR A LA FACULTÉ
EX-INTERNE DES HÔPITAUX DE SAINT-ÉTIENNE

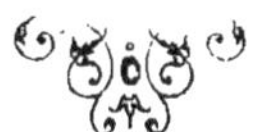

LYON

IMPRIMERIES RÉUNIES
8, RUE RACHAIS, 8

1909

A LA MÉMOIRE DE MON PÈRE

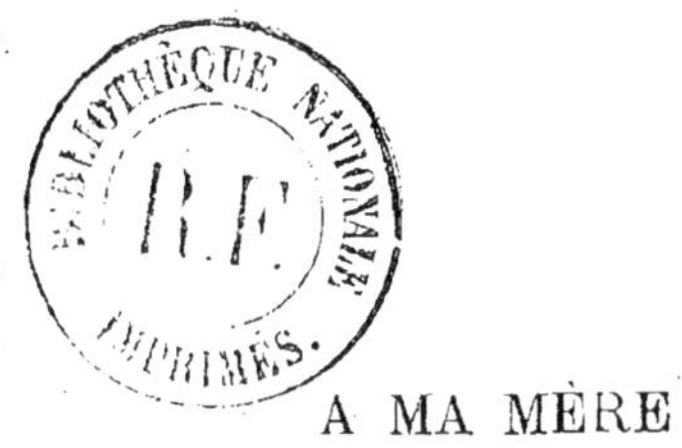

A MA MÈRE

A MES FRÈRES ET SŒURS

AUX MIENS ET A MES AMIS

A mon Président de Thèse :

Monsieur le Professeur JABOULAY

Professeur de clinique chirurgicale à la Faculté
de Médecine.

A MES MAITRES DES HOPITAUX
DE LYON

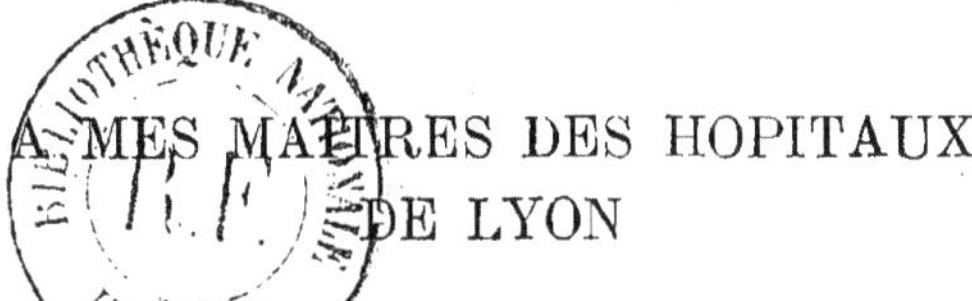

MM. NICOLAS, professeur de clinique des maladies cuta-
nées et syphilitiques.

JABOULAY, professeur de clinique chirurgicale.

DURAND, chirurgien des hôpitaux, agrégé à la
Faculté.

ALBERTIN, chirurgien des hôpitaux.

BÉRARD, chirurgien des hôpitaux, agrégé à la
Faculté.

PLAUCHU, accoucheur des Hôpitaux.

A MES MAITRES DES HOPITAUX
DE SAINT-ÉTIENNE

MM. ROUX, médecin des hôpitaux.

BLANC, chirurgien des hôpitaux.

VIANNAY, chirurgien des hôpitaux.

AVANT-PROPOS

M. le professeur Jaboulay, dont nous avons été l'externe, a bien voulu accepter la présidence de notre thèse. Nous le remercions vivement.

L'idée de ce travail nous a été inspirée par M. le Dr Viannay, chirurgien des hôpitaux de Saint-Etienne. Nous tenons à le remercier ici pour la bienveillance qu'il nous a toujours montrée et les conseils qu'il nous a donnés pour la rédaction de cette thèse.

M. le professeur agrégé Gayet, chirurgien des hôpitaux de Lyon, nous a fourni notre première observation. Nous lui en sommes très reconnaissant.

MM. les Drs Nové-Josserand et Patel nous ont fait la grande amabilité de faire partie de notre jury.

Nous nous rappellerons toujours avec plaisir les moments que nous avons passé dans le service de M. le professeur Nicolas, dont nous avons été le préparateur.

Nous remercions aussi nos autres maîtres des hôpitaux de Lyon et de Saint-Etienne, pour la sympathie qu'ils nous ont toujours montrée.

INTRODUCTION

Il semble, tant sont nombreux les travaux sur les hernies, qu'il n'y ait plus rien à ajouter à leur histoire. Nous
relatons pourtant ici trois cas de hernie de l'iléon, qui,
par leur aspect, leur constitution anatomique, le mécanisme de leur production, nous paraissent tout à fait su-
perposables aux hernies par glissement du cæcum.

Dans nos recherches bibliographiques, nous n'avons
rien trouvé d'identique. Les mots « adhérence charnue
naturelle », « méso », ne sont jamais prononcés pour
des observations d'entérocèle. Les adhérences dont par-
lent dans ce cas tous les auteurs sont toujours, pour eux,
d'ordre inflammatoire. Il est cependant fort possible, —
il est même probable, — que de ces hernies adhérentes
du grêle, il y en ait quelques-unes d'analogues à celles
de nos trois faits. Mais on est tellement habitué à con-
sidérer les hernies à sac complètement ou partiellement
accolé, comme spéciales au gros intestin, qu'on aura
sans doute pensé à des adhérences banales là où il au-
rait fallu parfois songer à une anomalie congénitale.

P. Berger, cependant, dans une de ses cliniques (*Bulletin Médical*, 1906), sur les hernies par glissement du
gros intestin, rapporte l'observation suivante qui paraît
faire une transition naturelle avec les nôtres :

« Dans un cas, dont j'ai conservé un dessin très exact, j'ai vu avec le cæcum et le côlon ascendant, plus de la moitié terminale de l'intestin grêle habiter une grosse hernie scrotale droite, au fond de laquelle on voyait près de la moitié du mésentère s'insérer sur une ligne oblique qui, du fond du sac, remontait jusqu'à son collet.

Dans ce cas, il est vrai, l'iléon n'était pas accolé comme dans nos observations, mais on note expressément une insertion mésentérique sur le sac.

Enfin, un cas de Malgaigne (Académie des Sciences, 1841) se rapproche encore plus des nôtres :

« A gauche, hernie par glissement. A droite, petite hernie contenant le cæcum, l'appendice, *la fin de l'iléon, tout cela en arrière du sac péritonéal qui avait été entraîné.* »

Mais, ni dans le fait de Malgaigne, ni dans celui de P. Berger, la hernie iléale n'est pure. Elle est toujours associée, et probablement secondaire, à une hernie du cæcum par glissement.

CHAPITRE PREMIER

FAITS ANATOMO-CLINIQUES

Observation I
(Communiquée de mémoire par M. le Dr Gayet.)

Un homme d'âge moyen, entre à la clinique (professeur Jaboulay) pour des accidents d'irréductibilité et d'engouement herniaires. Il porte, à droite, une hernie du volume du poing, partiellement réductible, sonore à la percussion, un peu douloureuse. L'état général est médiocre.

Intervention (M. le Dr Gayet)..

On met à nu, dans ce qu'on croit être le sac, une anse d'intestin grêle, mais on ne peut réduire et on s'aperçoit d'une adhérence sur le côté interne ; en voulant disséquer cette adhérence, on ouvre un sac véritable et on a sous les yeux l'aspect que l'on a dans une hernie du cæcum à sac incomplet. Le vrai sac contenait une anse d'intestin grêle ; en tirant sur l'anse dépourvue de sac, on amène (après avoir agrandi l'incision par une hernio-laparotomie) le cæcum au niveau du point où il donne insertion à l'iléon ; cette portion du cæcum est aussi dépourvue de sac. On réduit le tout par la manœuvre du refoulement, absolument comme on fait pour le cæcum et on peut alors fermer complètement le péritoine au-dessous de l'anse réduite.

Suites: un peu de broncho-pneumonie avec température ; guérison au bout de trois semaines.

Depuis, M. le Dr Gayet a cherché à l'amphithéâtre des

cas favorables pour reproduire artificiellement cette hernie. En décollant le péritoine dans des cas de cæcum sans
méso et en attirant l'intestin, il a pu une fois ou deux
amorcer pareille lésion, mais difficilement et en dissé-
quant pour ainsi dire. Il faut admettre ici une disposition
congénitale très particulière et qui doit être fort rare.

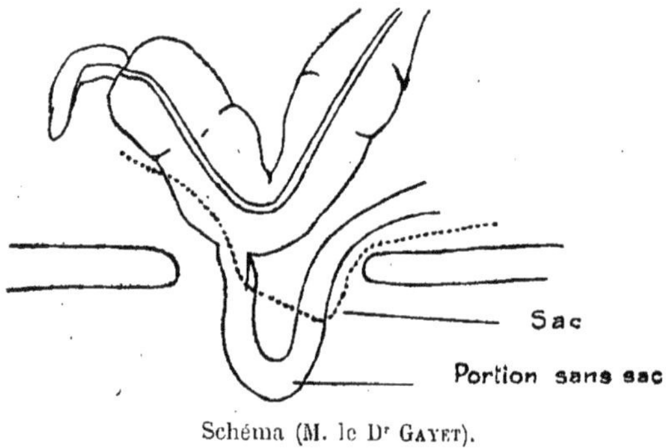

Schéma (M. le Dr Gayet).

Nous verrons que cette disposition dont parle M. Gayet
a été observé au cours d'interventions et d'autopsies, les
deux observations suivantes mises à part.

Observation II
(Service du Dr Viannay.)

J. A., 26 ans, plâtrier-peintre, entre le 26 février 1909
dans le service, pour une cure radicale de hernie.

Début apparent, il y a cinq ou six ans. Le malade fit son
service militaire, bien qu'il eût déjà une pointe de hernie.
On ne voulut pas l'opérer, parce qu'il ne faisait qu'un an.
Depuis, fit le métier de plâtrier-peintre pendant que la
hernie grossissait peu à peu.

A l'entrée, on note: hernie inguinale droite, grosse comme

un œuf, avec *anneau large*, réductible dans le décubitus; expansion par les efforts et la toux, *qui ne font jamais descendre la hernie plus bas que lorsque le malade est debout et se livre à ses occupations.*

La cure radicale permit de faire les constatations suivantes (procédé de Lacas Championnière) :

Dès l'incision du sac, on reconnaît à son intérieur la présence d'une anse grêle adhérente. On achève d'abord la dissection de la portion périphérique du sac qui adhère modérément aux éléments du cordon, dont il se laisse séparer assez facilement. Le sac, assez spacieux, à collet large, contient une anse grêle adhérente sur la paroi inféro-externe dans le voisinage du collet.

On se mit en devoir de libérer cette anse. Elle était unie au sac par une adhérence en surface s'étendant obliquement sur 5 centimètres environ. On pensa d'abord à une adhérence acquise, car quelques brides fibreuses blanchâtres, d'aspect cicatriciel, allaient de l'anse à la paroi interne du sac. Mais dès l'incision de la couche séreuse, à la limite de l'anse et du sac, se montrèrent d'abondants vaisseaux qui firent songer immédiatement à une adhérence charnue naturelle et à une hernie par glissement. Arrêtant là les manœuvres de libération, on exerça sur le sac étalé circulairement en collerette de légères tractions, de façon à extérioriser un peu son collet. Ainsi, l'anse grêle adhérente à la paroi inféro-externe du sac tendait à cloisonner la cavité de celui-ci en deux compartiments: l'un inféro-interne, l'autre supéro-externe. Or, dans ce dernier se montra l'appendice, dont le méso s'insérait par sa base au niveau du collet de la hernie, à l'extrémité de l'adhérence charnue naturelle de l'anse grêle.

D'autre part, explorant l'extérieur du sac, on vit qu'une traction légère attirait hors de l'anneau inguinal, en bas et en dehors, une partie du cæcum dans sa portion extra-péritonéale.

Dès lors, tout s'éclairait: l'anse grêle contenue dans le sac était la fin de l'iléon et son adhérence charnue naturelle n'était autre que la fin du mésentère anormalement accolé au péritoine pariétal.

Résection de l'appendice; fermeture du sac par une ligature en bourse au ras de l'anse grêle; excision et suspension du moignon à la paroi abdominale (procédé de Barker).

Fermeture de l'anneau inguinal par un seul plan de sutures au tendon de renne et réunion de la peau au moyen d'agrafes de Michel, sans drainage.

Au mois de décembre dernier, le malade écrivait qu'il avait pu reprendre son travail, que sa santé était bonne, qu'il ne souffrait plus malgré qu'il ne portât pas de bandage.

Observation III

(Service du Dr Viannay.)

Homme de 51 ans, entre dans le service le 10 mai 1908, porteur de deux hernies inguinales. Elles ont apparu toutes deux en même temps, il y a quatre ans et demi. Le malade fit de violents efforts, pendant un incendie, pour sortir des fûts d'essence. Trois ou quatre jours après, dit-il, à l'occasion d'efforts beaucoup moindres, il souffrit de légers tiraillements, de piqûres dans ses deux régions inguinales.

Quinze jours après, il constatait l'existence d'une hernie de chaque côté. Les deux hernies ont progressé, mais, dès le début, la droite a prédominé. Vers 40 ans, le malade a été fortement obèse; il a beaucoup maigri depuis.

Ethylique modéré, hémorroïdaire, il est père de trois enfants robustes et bien constitués. Il a constamment porté, depuis quatre ans, différents bandages. Ces derniers temps, sa hernie droite devient douloureuse et irréductible partiellement.

On constate:

Côté droit: hernie inguino-interstitielle ne franchissant

par l'anneau externe du canal inguinal, rénitente et un peu molle à la palpaption, sonore à la percussion. Reçoit une impulsion nette dans les efforts, mais *sa saillie n'augmente pas alors de façon très notable.* Partiellement réductible, mais se reproduit dès que la pression de la main a cessé.

Côté gauche: pointe de hernie, visible seulement pendant les efforts, beaucoup moins volumineuse que celle du côté droit.

Le malade vient à cause de sa hernie droite, qui le gêne pour son travail, et qu'un bandage (dont le port est d'ailleurs douloureux) ne contient pas suffisamment. Il demande que l'on profite de l'anesthésie pour opérer les deux côtés. L'examen somatique ne révélant pas de tare viscérale, et en particulier pas d'albuminurie, on accède à son désir.

Constatations opératoires :

Côté droit: la paroi antérieure du canal inguinal incisée, on trouve, au milieu des éléments du cordon, un sac qui paraît d'emblée épais et étalé. On l'incise, et on trouve à son intérieur non pas de l'épiploon, comme on pouvait s'y attendre, mais une anse grêle adhérente en surface par l'une de ses faces, plus exactement accolée à la paroi inférieure du sac. La disposition de cette anse rappelle tout à fait celle de l'observation précédente, à laquelle on songe tout de suite, et l'on reconnaît ainsi immédiatement une adhérence charnue naturelle. On se met en devoir de disséquer le sac, ce qui est assez facile, dans sa moitié supéro-interne, en rapport avec la paroi supérieure du canal inguinal.

Dans toute cette zone, la paroi du sac est relativement mince. Mais, dans la moitié inféro-externe, qui repose sur l'arcade crurale, et qui correspond à l'anse grêle accolée, la paroi du sac est épaisse et sa libération devient difficile, parce que l'on rencontre de très nombreux vaisseaux. Il s'agit évidemment de vaisseaux appartenant au mésentère, et l'anse accolée n'est autre que la fin de l'iléon, car, si l'on exerce des tractions sur le sac, on attire dans le canal inguinal le collet du sac doublé, extérieurement, d'un coin du cæcum, attiré lui aussi ; on amorce ainsi une hernie par glissement du cæcum.

Cette disposition empêche de pédiculiser assez haut le sac, dont on se borne à exciser la portion libre, sans libérer l'anse grêle adhérente ; puis on ferme le très large collet qui reste béant, par un surjet au catgut fort. Par devant ce surjet, on fait une suture à un seul plan, au tendon de renne, de la paroi antérieure du canal inguinal. Réunion de la peau au moyen des agrafes de Michel.

Du côté gauche, on trouve une petite hernie par glissement de l'S iliaque, à sac complet. Cependant, le méso de l'S iliaque s'insérait très près du collet. Excision du sac après ligature ; fermeture de l'anneau inguinal par un seul plan de sutures au tendon de renne ; agrafes de Michel sur la peau.

De ce côté, la cure radicale était bonne, mais du côté de la hernie par glissement de l'iléon, elle avait été beaucoup moins satisfaisante.

La récidive ne se fit pas attendre ; au mois d'octobre, la hernie avait atteint un volume double environ de celui qu'elle avait auparavant.

Le 31 octobre, nouvelle intervention. La hernie était devenue, au sens clinique du mot, une hernie sans sac. En effet, en rouvrant la cicatrice de la précédente incision, on arriva, en traversant plusieurs plans celluleux, mais sans rencontrer de revêtement péritonéal lisse, sur une anse intestinale bien reconnaissable à la sensation qu'elle donnait au palper. C'était bien, vraisemblablement, l'anse de l'iléon rencontrée au cours de la précédente intervention, mais l'abordant par sa face extra-péritonéale, aucun caractère ne permettait de l'identifier à coup sûr et d'assurer, par exemple, qu'il ne s'agissait pas du cæcum.

Pour se repérer et faciliter les manœuvres, on pénétra d'emblée en péritoine libre par une hernio-laparotomie ; on vit alors que l'anse herniée appartenait bien à la fin de l'iléon. La dernière anse grêle, venant de la cavité abdominale, pénétrait dans le canal inguinal en suivant un trajet descendant oblique en bas et en dehors, se recourbait dans le sac et, suivant alors un trajet ascendant, rentrait dans la cavité abdominale, pour se jeter de suite dans le cæcum, qui était toujours là adhérent au collet du sac.

Instruit par la première intervention et son résultat défectueux, on fit, cette fois, une libération complète de l'anse adhérente, qu'on put isoler, non sans peine, de la paroi du sac avec sa lame vasculaire. Le clivage s'effectua avec une hémorragie relativement minime. L'anse une fois réduite, on se préoccupa de faire une occlusion du sac meilleure que la première fois. Le sac à réséquer se composait de deux parties: 1° une moitié supérieure lisse, polie, ayant les caractères du péritoine adulte; 2° une moitié inférieure cruentée, correspondant à la zone d'accolement et représentant un feuillet péritonéal embryologique.

Le collet fut fermé par une ligature en chaîne à deux chaînons au catgut fort.

L'incision de la hernio-laparotomie fut suturée à part et la paroi antérieure du canal inguinal reconstituée.

Réunion per primam.

Cette fois la cure radicale fut bonne et le malade, revu le 15 mars 1909, restait guéri de ses deux hernies, et pouvait se livrer à un travail de manœuvre.

CHAPITRE II

***

PATHOGÉNIE

Données embryologiques. — Explication du mécanisme.

Voici donc trois cas bien constatés d'accolement de la portion terminale de l'iléon dans une hernie. D'où provient cet accolement ? L'embryologie peut-elle nous l'expliquer par une exagération du processus de coalescence du péritoine ? A-t-on observé cet accolement dans l'abdomen avant de le voir dans une hernie ? C'est ce que nous allons examiner. Mais, comme il ne s'agit ici que de hernies inguinales, nous n'envisagerons ici que ce qui peut se rapporter à une hernie inguinale.

On peut expliquer la disposition observée dans nos trois observations par une anomalie d'évolution du péritoine. Un court exposé embryologique va nous faire comprendre facilement.

On sait que sous l'influence de l'accroissement en longueur de l'intestin, l'anse primitive du fœtus subit, comme l'a montré Toldt, de gauche à droite, invariablement, une torsion en spirale qui a pour résultat de faire passer le gros intestin en avant du grêle.

Jusqu'à ces derniers temps, avec les classiques (et Frédet qui a le mieux précisé cette opinion), on admit la sériation suivante des phénomènes :

Le mésentère commun, flottant au début, se soude vers la fin du quatrième mois à la paroi abdominale postérieure, suivant la ligne de l'artère mésentérique supérieure.

Ensuite, le méso commun au côlon ascendant et au côlon transverse se fixe par sa face postérieure suivant une ligne allant de l'émergence aortique de la mésentérique supérieure au bord libre du gros intestin.

Le mésocôlon ascendant prend son individualité à ce moment ; si le processus de coalescence continue, il s'effectuera de haut en bas (c'est-à-dire de la ligne de soudure du mésocôlon transverse vers l'angle iléocæcal), et de la ligne médiane vers la droite (c'est-à-dire du tronc de la mésentérique supérieure au bord libre du côlon ascendant).

Ainsi, le mésocôlon ascendant doit disparaître dans l'évolution normale par soudure de son feuillet viscéral postérieur au feuillet péritonéal de la paroi postérieure de l'abdomen. Sa persistance représente un état fœtal.

Donc, pour les classiques, la fixation du mésentère du jéjuno-iléon se fait au niveau du tronc de l'artère mésentérique supérieure ; d'autre part, le processus de soudure des feuillets péritonéaux se poursuit *de cette racine vers la droite* :

Il sera dès lors absolument anormal que l'anse terminale de l'iléon se fixe à la paroi abdominale postérieure.

Mais, récemment, Ancel et Cavaillon ont relevé les contradictions que présente la théorie classique du développement et de la fixation du péritoine et en donnent l'explication suivante.

Vers la fin du quatrième mois, le mésentère commun

2 GJ

jusque-là flottant et fixé seulement à l'origine de l'artère
mésentérique supérieure, se soude à la paroi le long
d'une ligne transversale partant de ce point et se termi-
nant sur le gros intestin, un peu au-dessus du cæcum,
fixant ainsi l'angle droit du côlon. Ce méso croise la face
gauche du mésoduodénum et la deuxième portion du
duodénum, déjà accolés eux-mêmes à la paroi abdominale postérieure.

La partie du mésentère commun qui est au-dessous de
cette ligne est encore flottante. Mais, à ce moment, le
côlon s'accroît et le cæcum descend dans la fosse iliaque
droite ; son mésentère suit la même progression. En
même temps, la direction de l'artère mésentérique supérieure de transversale qu'elle était, devient oblique et
tend à se rapprocher de la verticale.

Les choses peuvent en rester là, et cette disposition,
pas très rare chez le nouveau-né et l'enfant, se retrouve
parfois chez l'adulte, comme l'ont montré un certain nom-
bre d'observateurs.

D'ordinaire, l'accollement continue par soudure du
bord externe du côlon ascendant et même du cæcum qui
se trouve ainsi fixé à la paroi postérieure de la fosse iliaque.

En même temps la partie du mésentère commun située
au-dessous de sa ligne primitive de soudure va se souder
à son tour *de haut en bas et de dehors en dedans*, à partir de l'angle droit du côlon. Habituellement, la soudure
s'arrête au niveau du tronc de la mésentérique supérieure, englobe cette artère, et constitue ainsi la racine
du mésentère définitif.

Mais, quelquefois une exagération du processus d'accollement se produit : le mésentère de l'anse terminale de l'iléon et cette anse elle-même s'accollent sur une plus ou moins grande largeur (Ancel et Cavaillon).

Enfin, il peut arriver aussi que l'allongement du cæcum, dont nous avons parlé plus haut, ne se produise pas. Cinq fois Ancel et Cavaillon ont trouvé cette disposition ; la partie terminale de l'iléon se dirigeait verticalement jusqu'aux vaisseaux iliaques internes, puis prenait sa direction transversale habituelle. Mais, depuis la ligne de soudure primitive du mésentère commun jusqu'à une ligne joignant l'émergence de la mésentérique supérieure au point de croisement de l'anse iléale descendante avec les vaisseaux iliaques internes droits, le mésentère de l'anse et celle-ci elle-même, étaient accolés à la paroi postérieure de l'abdomen.

Une observation clinique de Faure nous semble se rapporter très exactement à ce dernier cas.

« Le cæcum, d'ailleurs normal, est très haut situé : au niveau du bord supérieur de l'os iliaque et de l'extrémité inférieure du rein droit.

« Au-dessous de lui, l'extrémité de l'iléon, normalement libre et flottant, grâce à son mésentère, se trouve fixée contre la fosse iliaque interne, sous le péritoine qui l'applique dans l'angle du psoas et de l'iliaque, sans lui former de méso.

« Le mésentère occupe sa place normale, traversant obliquement la face antérieure des vertèbres lombaires de haut en bas et de gauche à droite, pour se terminer au niveau de la symphyse sacro-iliaque droite. C'est à partir de ce point seulement que l'iléon, pourvu de méso, devient libre : au delà, soit sur 20 centimètres environ, il est fixé, immobile, *rétropéritonéal*, en contact par toute sa face profonde avec le tissu cellulaire et le fascia iliaca. »

Ainsi donc, l'embryologie montre que l'accollement du mésentère de la portion terminale de l'iléon et de cette anse elle-même est possible ; l'observation anatomique et chirurgicale prouvent qu'il existe. Qu'on admette la théorie classique de l'évolution du péritoine ou bien les vues récentes d'Ancel et Cavaillon, nous arrivons à la même conclusion : la fin de l'iléon peut-être soudé à la paroi abdominale postérieure. Comment donc cette disposition congénitale pourra-t-elle être retrouvée dans une hernie. Nous n'aurons pas à invoquer ici d'autre mécanisme que celui des hernies du cæcum.

Pour ces dernières on admet trois modes de production :

1° La descente, analogue à l'entérocèle banale, se produisant lorsque le fond du cæcum est libre. Ici, l'assimilation (à rebours) est évidente et banale ;

2° La hernie par bascule. On ne peut appliquer ce mécanisme à aucun de nos cas, pas plus qu'à celui de Berger et de Malgaigne ;

3° Enfin, la hernie par glissement avec « sac incomplet » se produisant lorsque le cæcum est partiellement accollé, ou bien s'il possède un méso. C'est à cette variété que nous assimilons nos cas.

Donc, qu'il se produise un glissement exagéré, un prolapsus par suite d'une cause quelconque, le mésentère terminal pourra être entraîné, seul, ou avec du gros intestin, et alors nous aurons la reproduction du cas de Berger.

Ici nous avons bien affaire à une hernie par glissement, mais qui n'a rien d'anormal quant à la disposition
du mésentère et de l'anse iléale.

Au contraire, ce qui caractérise nos cas, c'est que, dans
chaque hernie, l'iléon s'est montré accolé ; il y était
accolé congénitalement. En effet :

1° Dans chaque observation on a pu vérifier que le
cæcum était lui-même « sous-péritonéal » ;

2° C'est la dernière anse iléale seulement qui s'est trou-
vée accolée. D'autre part, nous ne connaissons pas de
cas où une autre anse grêle ait donné lieu dans une hernie à un sac partiellement accolé — définitivement accolé
— par une adhérence charnue naturelle ;

3° Car et surtout, c'est la nature de l'adhérence qui
doit nous faire dire qu'il s'agit dans nos cas d'une anomalie d'évolution, sinon d'une anomalie congénitale.
Dans tous les trois, en effet, intestin et mésentère sont
accolés sur un espace limité par une « adhérence charnue naturelle » qui, comme cela est bien admis aujour-
d'hui, est constituée par la soudure du feuillet pariétal
du péritoine avec le revêtement endothélial du mésentère et de l'iléon. Ainsi, en essayant de détacher cette
adhérence, après avoir sectionné les deux feuillets péritonéaux accolés, on tomberait immédiatement sur les
vaisseaux mésentériques ; et c'est bien ce qui s'est produit lors des interventions, quand on a tenté la libération de l'anse.

L'anomalie congénitale étant admise, comment s'est
produit le glissement : pour les mêmes raisons qu'on peut
invoquer pour les hernies du cæcum.

Il peut y avoir une simple ptose, un simple prolapsus du péritoine, dûs à l'affaiblissement de tous les moyens de contention et d'attache de l'intestin. Cela paraît être le fait du malade de l'observation III : il avait une hernie par glissement de l'S iliaque de l'autre côté ; obèse vers 40 ans, il vit apparaître ses hernies au moment où ses forces se mirent à décliner et où il maigrit.

Pour les deux autres cas, la cause du glissement n'a pu être élucidée.

Mais il est possible que l'accollement du mésentère se soit fait au voisinage de l'orifice interne du canal inguinal. Le glissement, dans ce cas, surtout avec un anneau large, n'aura pas eu à être bien considérable et les causes d'accroissement ou de production d'une hernie seront intervenues d'autant plus efficacement que le fond du sac se sera trouvé plus près de l'anse iléale.

CHAPITRE III

DIAGNOSTIC ANATOMIQUE ET DIAGNOSTIC CLINIQUE

En résumé, un chirurgien sera en droit d'appeler hernie par glissement de l'iléon, toute hernie de la partie terminale de ce viscère qui se présentera avec un sac partiellement accolé au moyen d'une « adhérence charnue naturelle ».

On peut bien nous objecter que l'adhérence peut être secondaire, qu'elle aura pu résulter d'une inflammation, d'une péritonite herniaire, pour une entérocèle *limitée à l'iléon*. Mais il y a lieu de tenir compte pour le diagnostic anatomique : d'abord de la nature de l'adhérence ; de plus, la péritonite herniaire porterait sur toute l'anse, et il serait bien étonnant que les adhérences produites par l'inflammation de la hernie se fussent produites d'une façon identique dans nos cas, et que d'autre part, on n'ait pas trouvé ailleurs de brides fibreuses unissant l'intestin au sac.

Nous éliminerons de même les autres causes d'adhérences des hernies, engouement et étranglement herniaires, tuberculose adhésive, etc. Les quelques lignes suivantes empruntées au traité de Jaboulay et Patel, montreront bien toute la différence de l'adhérence par coalescence péritonéale avec les autres adhérences des hernies.

« Les adhérences intestinales, plus rares, sont beaucoup plus importantes. Parfois ce sont des *brides*, en général assez étroites, qui les unissent soit au sac, directement, ou par l'intermédiaire de l'épiploon, soit à *une anse intestinale voisine*.

« Plus rarement on trouve une partie *assez étendue* de l'intestin, adhérente au sac de façon si intime que la dissection la plus minutieuse ne peut les séparer et que l'entérectomie devient nécessaire.

« Enfin, dans quelques cas rares le contenu de la hernie tout entier est fusionné en une *masse unique*, dans laquelle l'intestin a perdu son individualité et n'est plus représenté que par un système de canaux communiquants sans parois distinctes. C'est là ce que M. J.-L. Petit avait appelé les hernies marronnées; elles étaient considérées autrefois comme une forme très grave, à cause de l'altération des parois de l'intestin et de l'impossibilité de les libérer. »

On voit que ces lésions sont bien différentes de ce qu'elles étaient dans nos trois cas, où partout, sauf bien entendu au niveau de l'accollement, on trouvait du péritoine lisse, où il n'y avait pas d'adhérences inflammatoires.

Dans aucun de nos cas le diagnostic n'a été fait avant l'intervention. On n'a fait qu'un diagnostic opératoire. A quoi a-t-on reconnu la hernie ? par glissement de l'iléon. Quelles sont les causes d'erreur à éviter ? Nous avons énuméré les signes qui caractérisent les adhérences par péritonite herniaire ou toute autre cause d'adhérence. L'aspect lisse du péritoine, l'intestin « rétropéritonéal », comme disait Malgaigne, surtout la constatation dans le voisinage du cæcum, de l'appendice et de l'abouchement de l'iléon dans le cæcum. Tout cela s'applique à l'intestin grêle.

Pour différencier l'intestin grêle du gros intestin, on devra s'appuyer sur les caractères propres à chacun de ces deux viscères : bandelettes longitudinales, présence de l'appendice avec son méso, pour le cæcum; pour l'iléon, calibre beaucoup moindre. Mais ces caractères ne seront pas toujours évidents, surtout au début de l'intervention, quand on arrive sur une portion d'intestin constituant une hernie « sans sac ». Il faudra décoller le viscère rencontré, l'attirer dans le champ opératoire pour étudier ses connexions, son épaisseur, sa consistance; apprécier son volume. Souvent, du reste, seule une herniolaparotomie permettra de faire le diagnostic.

S'il est maintenant bien entendu qu'on pourra faire le diagnostic d'une hernie par glissement de l'iléon pendant l'intervention, pourra-t-on y songer au cours d'un examen clinique de hernie ?

Nous insisterons un peu sur deux signes, qui n'ont d'ailleurs rien d'absolu.

En premier lieu, il s'agira d'une *hernie partiellement réductible*. La main pratiquant le taxis n'arrivera pas à refouler tout le contenu de la hernie dans l'abdomen. Mais, de l'épiploon adhérent des franges épiploïques, de la graisse péritonéale, etc., etc., peuvent donner le caractère d'irréductibilité partielle. La recherche de ce signe ne sera pas toujours facile, d'ailleurs, surtout avec un malade obèse, ou qui poussera constamment, au lieu de relâcher ses parois.

Un deuxième signe, plus important, consiste en ce que, *avec un anneau large, la tumeur herniaire n'augmente pas de façon très appréciable par la marche, les efforts, la toux*. Cela a été bien observé surtout dans la deuxième observation, où, pour une hernie congénitale, avec anneau large, le contenu de la hernie ne descendait guère. Ce symptôme est également passible d'objections du même genre que le premier.

Pourtant, ces deux signes associés, surtout s'il s'agit d'une hernie congénitale, pourront faire penser à une hernie par glissement.

Mais, pour ce qui est de différencier l'iléon du cæcum, la difficulté paraît, en l'état de la question, à peu près insoluble. Il y a bien le signe du grand lavement donné avec une sonde de Châtel-Guyon, et en admettant que la valvule de Bauhin soit infranchissable aux liquides refluant du gros intestin vers le grêle ? Tous les signes que nous pourrions énumérer n'auraient pas plus de valeur.

Jamais le diagnostic de hernie par glissement de l'iléon n'a été faite sur le vivant; de plus, il s'agit de hernies extrèmement rares et l'on sait qu'il est peu clinique de diagnostiquer les raretés.

CHAPITRE IV

PRONOSTIC

Le pronostic de la variété de hernie que nous décrivons n'a rien de bien spécial. C'est celui des hernies inguinales en général, et spécialement des hernies par glissement. Cependant, au point de vue récidive, ce sont des hernies plus difficiles à guérir que les simples hernies inguinales, puisque l'anse herniée étant, par définition, accolée au voisinage de l'anneau inguinal, aura des tendances à y revenir; c'est, du reste, ce qui arriva dans l'observation III, où l'on dut réintervenir à quelques mois d'intervalle.

CHAPITRE V

TRAITEMENT

Comme toutes les hernies irréductibles qui sont mal contenues par un bandage et qui deviennent douloureuses quand le bandage les contusionne, il faut opérer les hernies par glissement de l'iléon.

Le traitement opératoire est celui des hernies inguinales en général, avec un seul point particulier qui constitue tout le traitement, à savoir : conduite à tenir vis-à-vis de l'anse accolée.

Dans le premier cas (Gayet), on a fait le refoulement et suture des piliers par devant, comme dans les hernies du cæcum. Le malade n'ayant pas été revu, nous ne connaissons pas le résultat éloigné. Ce procédé nous paraît pouvoir, dans quelques cas, être passible d'une objection. Le simple refoulement laisse l'anse accollée très près de l'anneau inguinal profond, avec ses rapports conservés ou à peu de chose près, puisqu'il n'y a ni sac, ni infundibulum péritonéal à exciser; et seul, le rapprochement des piliers constitue toute la cure radicale, ce qui paraît, théoriquement du moins, un peu insuffisant et devoir exposer à la récidive. Il est vrai que dans le cas particulier, il s'agissait d'une hernie « sans sac », à pro-

prement parler, et que dans ces cas le problème théra-
peutique est plus complexe.

Quand il existe un sac, comme dans les observations II
et III, il est formellement indiqué de disséquer et de réséquer le sac en question. Mais alors, on est très gêné par
cette anse et son méso, accolés contre une paroi du sac.
Que faire alors de cette anse? On peut, comme M. Viannay l'a fait dans les observations II et III, exciser seulement la portion libre du sac, que le voisinage de l'intestin rend difficile à pédiculiser, fermer cette portion libre
par un surjet ou quelques points séparés et, sans s'in-
quiéter autrement de l'anse, suturer les piliers par devant elle. En somme, l'anse accolée reste dans sa posi-
tion initiale, comme dans le premier cas.

Cependant, dans l'observation II, cela a suffi, puisque
le malade reste guéri depuis plus d'un an; mais dans
l'observation III, la récidive est survenue rapidement.
Il semble donc que ce procédé soit insuffisant, et alors
il faut libérer l'anse, ce qui est parfaitement possible,
comme on le fait couramment en chirurgie pour des por-
tions d'intestin embryologiquement accolées. On peut
défaire chirurgicalement le processus d'accolement con-
génital, libérer des segments d'intestin avec leur lame
vasculaire, comme l'ont fait Duval, pour le côlon pelvien.
Patel et Cavaillon, pour le cæcum, Delore et Leriche,
pour le duodénum, enfin, récemment, Cavaillon et Chalier, pour l'angle gauche du côlon.

Manuel opératoire.

On raie d'un trait de bistouri la séreuse lisse de l'anse
accolée, près de l'adhérence, mais sur l'intestin. On

décolle alors doucement à la sonde cannelée, au doigt,
au tampon. On doit trouver le plan de clivage et ména-
ger les vaisseaux. Il doit y avoir peu de sang au cours
de ce temps; si cela saigne, on a blessé les vaisseaux.

Si l'on fait la simple libération, on réduit alors l'intestin; on peut l'abandonner tel quel dans l'abdomen ou bien
on le fixera, comme on l'a fait pour le cæcum et l'S iliaque, à la paroi abdominale (Lambret), à la faveur d'une
herniolaparotomie; ou encore, on fera une « mésoplas-
tie » à la façon de Morestin. Enfin, on pourra se servir
du procédé de Savariaud : décoller en masse la hernie
et la refouler dans l'abdomen, après avoir refermé la
séreuse.

Si l'on a fait la libération de l'anse, il reste un sac;
mais ce sac est formé, partie par du péritoine lisse adulte,
partie par la surface cruentée d'où l'on vient d'enlever
l'anse, et qui est du péritoine embryologique. On le pédi-
culise aussi bien qu'on peut. On peut alors faire une ligature au niveau du collet, de préférence une ligature en
chaîne (à deux ou trois chaînons), car on a un anneau
large. Puis, on excise le sac.

Cela fait, on procède à la suture des piliers. Souvent
on aura fait une herniolaparotomie. Même si on ne l'a
pas faite, on n'a pas de piliers bien nets, et on ne peut
songer à faire un Bassini par exemple. Il faudra fermer
en un plan au tendon de renne ou au catgut fort.

On peut encore faire, comme l'ont proposé Jaboulay et
Patel, « la mobilisation sous-péritonéale de la totalité
de la masse herniaire », ce qui, évidemment, met mieux

les vaisseaux à l'abri pendant les manœuvres de libération.

Ce procédé a été utilisé pour des hernies de l'S iliaque. Son application aux hernies par glissement de l'iléon, nous paraît extrêmement rationnelle et tout à fait à recommander, soit d'emblée, soit après échec de la libération intrapéritonéale de l'anse.

En somme, le traitement idéal d'une « hernie par glissement de l'iléon » sera celui qui tendra à transformer la hernie à sac accolé en une entérocèle ordinaire. Si on a fait cela, le pronostic de la guérison de l'infirmité a le droit d'être le même que celui d'une cure radicale pour entérocèle banale.

CONCLUSIONS

I. — Nous avons réuni trois cas de hernie inguinale droite « sans sac », ou à « sac incomplet », contenant la fin de l'iléon, anormalement accolé au péritoine pariétal.

II. — Par analogie avec les hernies par glissement du cæcum, nous avons appelé cette variété de hernie : hernie par glissement de l'iléon.

III. — Le diagnostic de ces hernies est difficile, parce qu'il n'y a pas de signe pathognomonique et que ces hernies sont rares. D'ailleurs, il n'a jamais été fait, sinon en cours d'opération.

IV. — La cure radicale de ces hernies est rendue difficile par la présence de l'anse accolée. Il faut autant que possible, si l'on veut obtenir un résultat durable, et éviter la récidive, pratiquer la libération de l'anse et la réduire dans la cavité abdominale. On fera alors comme d'habitude l'excision du sac et la suture des piliers, en un seul plan.

V. — Dans les cas où la libération intra-péritonéale de l'anse accolée sera impossible, pour une raison ou pour une autre, on pourra faire la mobilisation sous-péritonéale de la totalité de la masse herniaire.

BIBLIOGRAPHIE

Ancel et Cavaillon. — *J. d'Anat. et Physiol.*, 1906.

Baumgartner. — Les hernies par glissement du gros intestin. (Thèse Paris, 1904-1905.)

P. Berger. — Hernies, *in* Duplay et Reclus, t. VI.

— *Bulletin médical*, 1906.

Cavaillon et Chalier. — *Lyon Chirurgical*, février 1909.

Cavaillon et Leriche. — Mécanisme et pathogénie des hernies du cæcum, *Semaine Médicale*, mars 1907.

Delore et Leriche. — *Lyon Médical*, 1904.

Duval. — Traitement chirurgical du cancer du côlon pelvien. (Thèse Paris, 1902.)

Fredet. — Péritoine, *in* Poirier.

Jaboulay et Patel. — Hernies, *in* Le Dentu et Delbet.

Jonnesco. — Tube digestif, *in* Poirier.

Malgaigne. — Académie des Sciences, 1841.

Morestin. — Traitement des hernies par glissement de l'S iliaque. (Congrès de Chirurgie, 1900.)

Okinczic. — *In* Hartmann. Travaux de chirurgie anatomo-clinique.

Tuffier. — Etude sur le cæcum et ses hernies.

18961 — Imp. Réunies. 8. rue Rachais, Lyon

9 782019 264932